U0308391

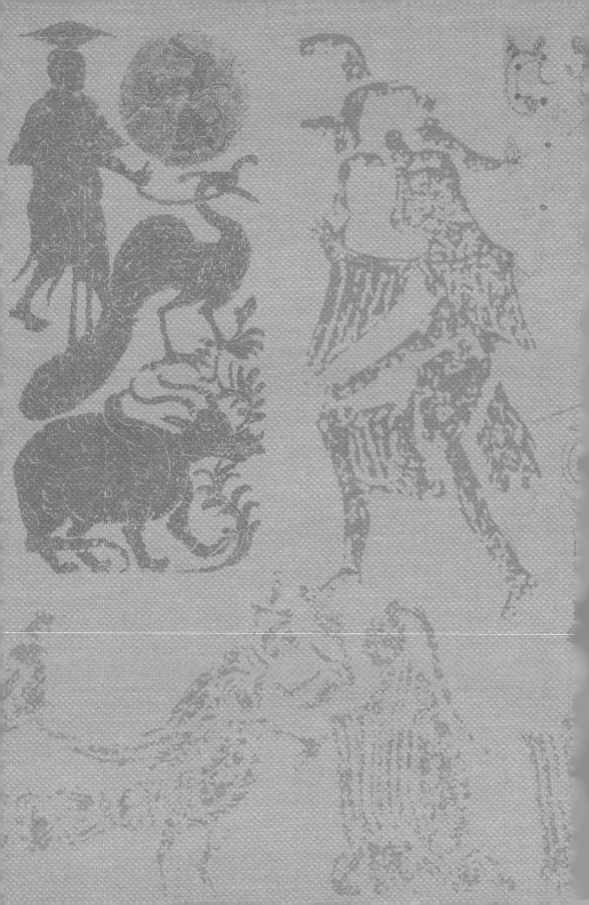

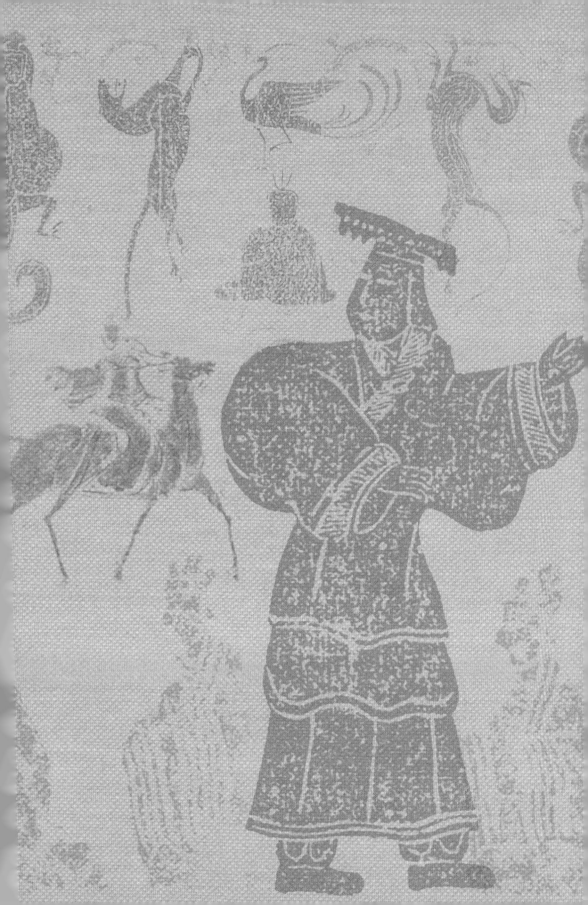

中国古医籍整理丛书

修龄要指

明·冷谦　编撰

范崇峰　校注

中国中医药出版社

·北　京·

图书在版编目（CIP）数据

修龄要指/（明）冷谦编撰；范崇峰校注．—北京：中国中医药出版社，2016.11（2025.2重印）

（中国古医籍整理丛书）

ISBN 978 - 7 - 5132 - 3506 - 8

Ⅰ.①修… Ⅱ.①冷… ②范… Ⅲ.①养生（中医）- 中国 - 明代 Ⅳ.①R212

中国版本图书馆 CIP 数据核字（2016）第 154802 号

中 国 中 医 药 出 版 社 出 版

北京经济技术开发区科创十三街 31 号院二区 8 号楼

邮政编码 100176

传真 010 64405721

北京盛通印刷股份有限公司印刷

各地新华书店经销

*

开本 710×1000 1/16 印张 4 字数 15 千字

2016 年 11 月第 1 版 2025 年 2 月第 4 次印刷

书 号 ISBN 978 - 7 - 5132 - 3506 - 8

*

定价 15.00 元

网址 www.cptcm.com

项目专家组

顾　问　马继兴　张灿玾　李经纬

组　长　余瀛鳌

成　员　李致忠　钱超尘　段逸山　严世芸　鲁兆麟

　　　　郑金生　林端宜　欧阳兵　高文柱　柳长华

　　　　王振国　王旭东　崔　蒙　严季澜　黄龙祥

　　　　陈勇毅　张志清

项目办公室（组织工作委员会办公室）

主　任　王振国　王思成

副主任　王振宇　刘群峰　陈榕虎　杨振宁　朱毓梅

　　　　刘更生　华中健

成　员　陈丽娜　邱　岳　王　庆　王　鹏　王春燕

　　　　郭瑞华　宋咏梅　周　扬　范　磊　张永泰

　　　　罗海鹰　王　爽　王　捷　贺晓路　熊智波

秘　书　张丰聪

前 言

　　中医药古籍是传承中华优秀文化的重要载体，也是中医学传承数千年的知识宝库，凝聚着中华民族特有的精神价值、思维方法、生命理论和医疗经验，不仅对于传承中医学术具有重要的历史价值，更是现代中医药科技创新和学术进步的源头和根基。保护和利用好中医药古籍，是弘扬中国优秀传统文化、传承中医学术的必由之路，事关中医药事业发展全局。

　　1949 年以来，在政府的大力支持和推动下，开展了系统的中医药古籍整理研究。1958 年，国务院科学规划委员会古籍整理出版规划小组在北京成立，负责指导全国的古籍整理出版工作。1982 年，国务院古籍整理出版规划小组召开全国古籍整理出版规划会议，制定了《古籍整理出版规划（1982—1990）》，卫生部先后下达了两批 200 余种中医古籍整理任务，掀起了中医古籍整理研究的新高潮，对中医文化与学术的弘扬、传承和发展，发挥了极其重要的作用，产生了不可估量的深远影响。

　　2007 年《国务院办公厅关于进一步加强古籍保护工作的意见》明确提出进一步加强古籍整理、出版和研究利用，以及

"保护为主、抢救第一、合理利用、加强管理"的方针。2009年《国务院关于扶持和促进中医药事业发展的若干意见》指出，要"开展中医药古籍普查登记，建立综合信息数据库和珍贵古籍名录，加强整理、出版、研究和利用"。《中医药创新发展规划纲要（2006—2020)》强调继承与创新并重，推动中医药传承与创新发展。

2003~2010年，国家财政多次立项支持中国中医科学院开展针对性中医药古籍抢救保护工作，在中国中医科学院图书馆设立全国唯一的行业古籍保护中心，影印抢救濒危珍本、孤本中医古籍1640余种；整理发布《中国中医古籍总目》；遴选351种孤本收入《中医古籍孤本大全》影印出版；开展了海外中医古籍目录调研和孤本回归工作，收集了11个国家和2个地区137个图书馆的240余种书目，基本摸清流失海外的中医古籍现状，确定国内失传的中医药古籍共有220种，复制出版海外所藏中医药古籍133种。2010年，国家财政部、国家中医药管理局设立"中医药古籍保护与利用能力建设项目"，资助整理400余种中医药古籍，并着眼于加强中医药古籍保护和研究机构建设，培养中医古籍整理研究的后备人才，全面提高中医药古籍保护与利用能力。

在此，国家中医药管理局成立了中医药古籍保护和利用专家组和项目办公室，专家组负责项目指导、咨询、质量把关，项目办公室负责实施过程的统筹协调。专家组成员对古籍整理研究具有丰富的经验，有的专家从事古籍整理研究长达70余年，深知中医药古籍整理研究的重要性、艰巨性与复杂性，履行职责认真务实。专家组从书目确定、版本选择、点校、注释等各方面，为项目实施提供了强有力的专业指导。老一辈专家的学术水平和智慧，是项目成功的重要保证。项目承担单位山东中医药大学、南京中医药大学、上海中医药大学、福建中医药大学、浙江省中医药研究院、陕西省中医药研究院、河南省中医药研究院、辽宁中医药大学、成都中医药大学及所在省市中医药管理部门精心组织，充分发挥区域间互补协作的优势，并得到承担项目出版工作的中国中医药出版社大力配合，全面推进中医药古籍保护与利用网络体系的构建和人才队伍建设，使一批有志于中医学术传承与古籍整理工作的人才凝聚在一起，研究队伍日益壮大，研究水平不断提高。

本着"抢救、保护、发掘、利用"的理念，该项目重点选择近60年未曾出版的重要古医籍，综合考虑所选古籍的保护价值、学术价值和实用价值。400余种中医药古籍涵盖了医经、基础理论、诊法、伤寒金匮、温病、本草、方书、内科、外科、女科、儿科、伤科、眼科、咽喉口齿、针灸推拿、养生、医案医话医论、医史、临证综合等门类，跨越唐、宋、金元、明以迄清末。全部古籍均按照项目办公室组织完成的行业标准《中医古籍整理规范》及《中医药古籍整理细则》进行整理校注，绝大多数中医药古籍是第一次校注出版，一批孤本、稿本、抄本更是首次整理面世。对一些重要学术问题的研究成果，则集中收录于各书的"校注说明"或"校注后记"中。

"既出书又出人"是本项目追求的目标。近年来，中医药古籍整理工作形势严峻，老一辈逐渐退出，新一代普遍存在整理研究古籍的经验不足、专业思想不坚定等问题，使中医古籍整理面临人才流失严重、青黄不接的局面。通过本项目实施，搭建平台，完善机制，培养队伍，提升能力，经过近5年的建设，锻炼了一批优秀人才，老中青三代齐聚一堂，有效地稳定了研究队伍，为中医药古籍整理工作的开展和中医文化与学术的传承提供必备的知识和人才储备。

本项目的实施与《中国古医籍整理丛书》的出版，对于加强中医药古籍文献研究队伍建设、建立古籍研究平台，提高古籍整理水平均具有积极的推动作用，对弘扬我国优秀传统文化，推进中医药继承创新，进一步发挥中医药服务民众的养生保健与防病治病作用将产生深远影响。

第九届、第十届全国人大常委会副委员长许嘉璐先生，国家卫生计生委副主任、国家中医药管理局局长、中华中医药学会会长王国强先生，我国著名医史文献专家、中国中医科学院马继兴先生在百忙之中为丛书作序，我们深表敬意和感谢。

由于参与校注整理工作的人员较多，水平不一，诸多方面尚未臻完善，希望专家、读者不吝赐教。

国家中医药管理局中医药古籍保护与利用能力建设项目办公室
二〇一四年十二月

许 序

"中医"之名立，迄今不逾百年，所以冠以"中"字者，以别于"洋"与"西"也。慎思之，明辨之，斯名之出，无奈耳，或亦时人不甘泯没而特标其犹在之举也。

前此，祖传医术（今世方称为"学"）绵延数千载，救民无数；华夏屡遭时疫，皆仰之以度困厄。中华民族之未如印第安遭染殖民者所携疾病而族灭者，中医之功也。

医兴则国兴，国强则医强。百年运衰，岂但国土肢解，五千年文明亦不得全，非遭泯灭，即蒙冤扭曲。西方医学以其捷便速效，始则为传教之利器，继则以"科学"之冕畅行于中华。中医虽为内外所夹击，斥之为蒙昧，为伪医，然四亿同胞衣食不保，得获西医之益者甚寡，中医犹为人民之所赖。虽然，中国医学日益陵替，乃不可免，势使之然也。呜呼！覆巢之下安有完卵？

嗣后，国家新生，中医旋即得以重振，与西医并举，探寻结合之路。今也，中华诸多文化，自民俗、礼仪、工艺、戏曲、历史、文学，以至伦理、信仰，皆渐复起，中国医学之兴乃属必然。

迄今中医犹为国家医疗系统之辅，城市尤甚。何哉？盖一则西医赖声、光、电技术而于 20 世纪发展极速，中医则难见其进。二则国人惊羡西医之"立竿见影"，遂以为其事事胜于中医。然西医已自觉将入绝境：其若干医法正负效应相若，甚或负远逾于正；研究医理者，渐知人乃一整体，心、身非如中世纪所认定为二对立物，且人体亦非宇宙之中心，仅为其一小单位，与宇宙万象万物息息相关。认识至此，其已向中国医学之理念"靠拢"矣，虽彼未必知中国医学何如也。唯其不知中国医理何如，纯由其实践而有所悟，益以证中国之认识人体不为伪，亦不为玄虚。然国人知此趋向者，几人？

国医欲再现宋明清高峰，成国中主流医学，则一须继承，一须创新。继承则必深研原典，激清汰浊，复吸纳西医及我藏、蒙、维、回、苗、彝诸民族医术之精华；创新之道，在于今之科技，既用其器，亦参照其道，反思己之医理，审问之，笃行之，深化之，普及之，于普及中认知人体及环境古今之异，以建成当代国医理论。欲达于斯境，或需百年欤？予恐西医既已醒悟，若加力吸收中医精粹，促中医西医深度结合，形成 21 世纪之新医学，届时"制高点"将在何方？国人于此转折之机，能不忧虑而奋力乎？

予所谓深研之原典，非指一二习见之书、千古权威之作；就医界整体言之，所传所承自应为医籍之全部。盖后世名医所著，乃其秉诸前人所述，总结终生行医用药经验所得，自当已成今世、后世之要籍。

盛世修典，信然。盖典籍得修，方可言传言承。虽前此 50 余载已启医籍整理、出版之役，惜旋即中辍。阅 20 载再兴整理、出版之潮，世所罕见之要籍千余部陆续问世，洋洋大观。

今复有"中医药古籍保护与利用能力建设"之工程，集九省市专家，历经五载，董理出版自唐迄清医籍，都 400 余种，凡中医之基础医理、伤寒、温病及各科诊治、医案医话、推拿本草，俱涵盖之。

噫！璐既知此，能不胜其悦乎？汇集刻印医籍，自古有之，然孰与今世之盛且精也！自今而后，中国医家及患者，得览斯典，当于前人益敬而畏之矣。中华民族之屡经灾难而益蕃，乃至未来之永续，端赖之也，自今以往岂可不后出转精乎？典籍既蜂出矣，余则有望于来者。

谨序。

第九届、十届全国人大常委会副委员长

许嘉璐

二〇一四年冬

王 序

中医学是中华民族在长期生产生活实践中，在与疾病作斗争中逐步形成并不断丰富发展的医学科学，是中国古代科学的瑰宝，为中华民族的繁衍昌盛作出了巨大贡献，对世界文明进步产生了积极影响。时至今日，中医学作为我国医学的特色和重要医药卫生资源，与西医学相互补充、相互促进、协调发展，共同担负着维护和促进人民健康的任务，已成为我国医药卫生事业的重要特征和显著优势。

中医药古籍在存世的中华古籍中占有相当重要的比重，不仅是中医学术传承数千年最为重要的知识载体，也是中医为中华民族繁衍昌盛发挥重要作用的历史见证。中医药典籍不仅承载着中医的学术经验，而且蕴含着中华民族优秀的思想文化，凝聚着中华民族的聪明智慧，是祖先留给我们的宝贵物质财富和精神财富。加强对中医药古籍的保护与利用，既是中医学发展的需要，也是传承中华文化的迫切要求，更是历史赋予我们的责任。

2010 年，国家中医药管理局启动了中医药古籍保护与利用能力建设项目。这既是传承中医药的重要工程，也是弘扬优秀民族文化的重要举措，不仅能够全面推进中医药的有效继承和创新发展，为维护人民健康做出贡献，也能够彰显中华民族的璀璨文化，为实现中华民族伟大复兴的中国梦作出贡献。

  相信这项工作一定能造福当今，嘉惠后世，福泽绵长。

国家卫生和计划生育委员会副主任

国家中医药管理局局长

中华中医药学会会长

王国强

二〇一四年十二月

马 序

　　新中国成立以来，党和国家高度重视中医药事业发展，重视古籍的保护、整理和研究工作。自 1958 年始，国务院先后成立了三届古籍整理出版规划小组，分别由齐燕铭、李一氓、匡亚明担任组长，主持制订了《整理和出版古籍十年规划（1962—1972）》《古籍整理出版规划（1982—1990）》《中国古籍整理出版十年规划和"八五"计划（1991—2000）》等，而第三次规划中医药古籍整理即纳入其中。1982 年 9 月，卫生部下发《1982—1990 年中医古籍整理出版规划》，1983 年 1 月，中医古籍整理出版办公室正式成立，保证了中医古籍整理出版规划的实施。2002 年 2 月，《国家古籍整理出版"十五"（2001—2005）重点规划》经新闻出版署和全国古籍整理出版规划领导小组批准，颁布实施。其后，又陆续制定了国家古籍整理出版"十一五"和"十二五"重点规划。国家财政多次立项支持中国中医科学院开展针对性中医药古籍抢救保护工作，文化部在中国中医科学院图书馆专门设立全国唯一的行业古籍保护中心，国家先后投入中医药古籍保护专项经费超过 3000 万元，影印抢救濒危珍、善、孤本中医古籍 1640 余种，开展了海外中医古籍目录调研和孤本回归工作。2010 年，国家财政部、国家中医药管理局安排国家公共卫生专项资金，设立了"中医药古籍保护与利用能力建设项目"，这是继 1982~1986 年第一批、第二批重要中医药古籍整理之后的又一次大规模古籍整理工程，重点整理新中国成立后未曾出版的重要古籍，目标是形成并普及规范的通行本、传世本。

为保证项目的顺利实施，项目组特别成立了专家组，承担咨询和技术指导，以及古籍出版之前的审定工作。专家组中的许多成员虽逾古稀之年，但老骥伏枥，孜孜不倦，不仅对项目进行宏观指导和质量把关，更重要的是通过古籍整理，以老带新，言传身教，培养一批中医药古籍整理研究的后备人才，促进了中医药古籍保护和研究机构建设，全面提升了我国中医药古籍保护与利用能力。

作为项目组顾问之一，我深感中医药古籍保护、抢救与整理工作的重要性和紧迫性，也深知传承中医药古籍整理经验任重而道远。令人欣慰的是，在项目实施过程中，我看到了老中青三代的紧密衔接，看到了大家的坚持和努力，看到了年轻一代的成长。相信中医药古籍整理工作的将来会越来越好，中医药学的发展会越来越好。

欣喜之余，以是为序。

中国中医科学院研究员

马继兴

二〇一四年十二月

校注说明

《修龄要指》作者冷谦，字启敬，武陵人，一云嘉兴人，号龙阳子。生卒年不详，约生活于元中统（1260）至明永乐（1424）年间。冷谦擅长《易》、绘画、音律，曾隐居吴山修道，明初任协律郎。

《修龄要指》全书一卷九篇。第一、第二篇部分内容相类于《素问》"四气调神大论"和"上古天真论"。其他篇或见于明·高濂的《遵生八笺》和明·周履清的《赤凤髓》及明前的一些文献。

《修龄要指》有《学海类编》本和《颐身集》本两种。《学海类编》现有民国九年（1920）上海涵芬楼影印清道光十一年（1836）安晁氏木活字排印本。《颐身集》现有清咸丰二年（1852）广东抚署木刻本。本次校注以《学海类编》本为底本，以《颐身集》本为主校本，同时参以《遵生八笺》《赤凤髓》等内容相关的著作。

校注原则：

1. 采用现代标点法，对原书重新标点。

2. 原书繁体竖排，今改为简体横排。

3. 原书中的异体字、古字、俗写字，统一以规范字律齐，不出校；通假字出校说明。

4. 原书艰涩罕用或专业词语出注训释，注音采用汉语拼音加直音法。

5. 原书目录只有一级标题，为阅读、检查方便，特补加二级标题。

目 录

四时调摄

春三月，此谓发陈①。夜卧早起。节情欲，以葆生生②之气；少饮酒，以防逆上之火。肝旺脾衰，减酸增甘。

肝藏魂，性仁，属木，味酸。形如悬匏③，有七叶，少近心，左三叶，右四叶。著④于内者为筋，见于外者为爪，以目为户，以胆为腑，故食辛多则伤肝。治肝用嘘字导引。以两手相重按肩上，徐徐缓缓，身左右各三遍；又可正坐，两手相叉，翻覆向胸三五遍。此能去肝家积聚风邪毒气，不令病作。一春早暮，须念念为之，不可懈惰，使一暴⑤十寒，方有成效。

正月，肾气受病，肺脏气微。减咸酸，增辛辣，助肾补肺，安养胃气。衣宜下厚而上薄，勿骤脱衣，勿令犯风，防夏餐雪。

二月，肾气微，肝正旺。戒酸增辛，助肾补肝。衣宜暖，令得微汗，以散去冬伏邪。

三月，肾气以息，心气渐临，木气正旺。减甘增辛，

---

① 发陈：推陈出新。
② 生生：孳生不绝，繁衍不已。
③ 匏（páo 袍）：葫芦的一种。
④ 著：显现。
⑤ 暴：通"曝"。《汉书·王吉传》："夏则为大暑之所暴炙。"

补精益气。勿处湿地，勿露体三光①下。

胆附肝短叶下，外应瞳神、鼻柱间。导引，可正坐，合两脚掌，昂头，以两手挽脚腕起，摇动，为之三五度，亦可大坐，以两手拓地②举身，努力腰脊三五度，能去胆家风毒邪气。

夏三月，此谓蕃秀③。夜卧早起。伏阴在内，宜戒生冷。神气散越，宜远房室。勿暴怒，勿当风，防秋为疟。勿昼卧，勿引饮，主招百病。心旺肺衰，减苦增辛。

心藏神，性礼，属火，味苦，形如倒悬莲蕊。著于内者为脉，见于外者为色，以舌为户，以小肠为腑，故食咸则伤心。治心用呵字导引。可正坐，两手作拳用力，左右互相虚筑④各五六度；又以一手按髀⑤，一手向上拓空，如擎石米之重，左右更手行之；又以两手交叉，以脚踏手中各五六度，间气为之。去心胸风邪诸疾。行之良久，闭目三咽津，叩齿三通而止。

四月，肝脏已病⑥，心脏渐壮。增酸减苦，补肾助肝，调养胃气。为纯阳之月⑦，忌入房。

---

① 三光：指日、月、星三光。
② 拓地：用手掌撑地。拓，两本皆作"招"，误。据《遵生八笺》卷十"养胆坐功法"改。
③ 蕃秀：草木繁茂秀美。
④ 筑：打，击。
⑤ 髀（bì 必）：大腿。
⑥ 肝脏已病：指肝木旺气减弱。
⑦ 纯阳之月：夏历之四月。

五月，肝气休，心正旺。减酸增苦，益肝补肾，固密精气，早卧早起。名为毒月①。君子斋戒，薄滋味，节嗜欲。霉雨湿蒸，宜烘燥衣。时焚苍术，常擦涌泉穴，以袜护足。

六月，肝弱脾旺，节约饮食，远避声色。阴气内伏，暑毒外蒸，勿濯冷，勿当风，夜勿纳凉，卧勿摇扇，腹护单衾，食必温暖。

脾藏意，性信，属土，味甘，形如刀镰。著于内者为脏，见于外者为肉，以唇口为户，以胃为腑，故食酸多则伤脾。旺于四季末各十八日，呼吸橐籥②，调和水火，会合三家，发生万物，全赖脾土，脾健则身无疾。治脾用呼字导引。可大坐，伸一脚，屈一脚，以两手向后，及掣③三五度；又跪坐，以两手据地，回头用力作虎视各三五度。能去脾家积聚风邪毒气，又能消食。

秋三月，此谓容平④。早卧早起，收敛神气，禁吐禁汗。肺旺肝衰，减辛增酸。

肺藏魄，性义，属金，味辛。形如悬磬⑤，名为华盖，六叶两耳，总计八叶。著于内者为肤，见于外者为皮毛，

---

① 毒月：农历五月。
② 呼吸橐籥（tuó yuè）：呼吸吐纳。橐籥，古代冶炼时用以鼓风吹火的装置。
③ 掣：牵、拽。
④ 容平：万物形态平定。
⑤ 磬（qìng 庆）：古代打击乐器。

以鼻为户，以大肠为腑，故食苦多则伤肺。治肺用呬①字导引。可正坐，以两手据地，缩身曲脊，向上三举，去肺家风邪积劳；又当反拳槌背上，左右各槌三度，去胸臆间风毒。闭气，为之良久，闭目咽液，叩齿而起。

七月，肝心少气，肺脏独旺。增咸减辛，助气补筋，以养脾胃。安静性情，毋冒极热，须要爽气，足与脑宜微凉。

八月，心脏气微，肺金用事。减苦增辛，助筋补血，以养心肝脾胃。勿食姜，勿沾秋露。

九月，阳气已衰，阴气太盛。减苦增甘，补肝益肾助脾胃。勿冒暴风，恣醉饱。

冬三月，此谓闭藏。早卧晚起，暖足凉脑，曝背避寒，勿令汗出。目勿近火，足宜常濯。肾旺心衰，减咸增苦。

肾藏志，性智，属水，味咸。左为肾，右为命门。生对脐，附腰脊。著于内者为骨，见于外者为齿，以耳为户，以膀胱为腑，故食甘多则伤肾。治肾用吹字导引。可正坐，以两手耸托，左右引胁三五度；又将手反著膝，挽肘，左右同捩②身三五度，以足前后踏，左右各数十度。能去腰肾风邪积聚。

十月，心肺气弱，肾气强盛。减辛苦，以养肾气。为

① 呬（xì 戏）：六字吐纳诀之一。
② 捩（liè 列）：扭转。

纯阴之月①，一岁发育之功，实胚胎于此，大②忌入房。

　　十一月，肾脏正旺，心肺衰微。增苦减咸，补理肺胃。一阳方生，远帷幄③，省言语。

　　十二月，土旺，水气不行。减甘增苦，补心助肺，调理肾气。勿冒霜雪，禁疲劳，防汗出。

---

① 纯阴之月：农历十月。
② 大：原作"人"，据校本改。
③ 帷幄：帐子，借喻房事。

起居调摄

平明睡觉，先醒心，后醒眼。两手搓热，熨眼数十遍。以睛左旋右转各九遍，闭住，少顷，忽大挣开，却除风火。披衣起坐，叩齿集神，次鸣天鼓，依呵、呼、咽、吹、嘘、嘻六字诀，吐浊吸清，按五行相生循序而行一周，散夜来蕴积邪气。随便导引，或进功夫。徐徐栉沐，饮食调和。

面宜多擦，发宜多梳，目宜常运，耳宜常凝，齿宜常叩，口宜常闭，津宜常咽，气宜常提，心宜常静，神宜常存，背宜常暖，腹宜常摩，胸宜常护，囊①宜常裹，言语宜常简默，皮肤宜常干沐。

食饱徐行，摩脐擦背，使食下舒，方可就坐。饱食发痔，食后曲身而坐，必病中满。怒后勿食，食后勿怒。

身体常欲②小劳，流水不腐，户枢不朽，运动故也。勿得久劳，久行伤筋，久立伤骨，久坐伤肉，久卧伤气，久视伤神，久听伤精。

忍小便，膝冷成淋；忍大便，乃成气痔。

著湿衣、汗衣，令人生疮。

夜膳勿饱，饮酒勿醉。醉后勿饮冷，饱余勿便卧。

---

① 囊：阴囊，又称外肾。见后文"兜礼治伤寒"。
② 欲：须。

头勿向北卧，头边勿安火炉。

切忌子后行房，阳方生而顿灭之，一度伤于百度。大怒交合，成痈疽；疲劳入房，虚损少子。触犯阴阳禁忌，不惟父母受伤，生子亦不仁不孝。

临睡时，调息，咽津，叩齿，鸣天鼓。先睡眼，后睡心。侧曲而卧，觉直而伸。昼夜起居，乐在其中矣。

延年六字诀

此法以口吐鼻吸，耳不闻声乃妙。

诀：此行六字工夫秘要诀也。非此，六气行不到手。本经以此导之，若引经耳，不可不知。

> 肝若嘘时目瞪睛，肺知①呬气手双擎；
>
> 心呵顶上连叉手，肾吹抱取膝头平；
>
> 脾病呼时须撮口，三焦客热卧嘻宁。

吹肾气诀

> 肾为水病主生门，有病尫②羸气色昏，
>
> 眉蹙耳鸣兼黑瘦，吹之邪妄立逃奔。

呵心气诀

> 心源烦躁急须呵，此法通神更莫过，
>
> 喉内口疮并热痛，依之目下便安和。

嘘肝气诀

> 肝主龙涂位号心③，病来还觉好酸辛，

---

① 知：病愈。

② 尫（wāng 汪）：瘦弱，孱弱。

③ 肝主龙涂位号心：五行肝属木，心属火，木生火，故肝气济心。龙，指肾阳。涂，道路。肝居左而阳升，是肾阳运行之途。

眼中赤色兼多泪，嘘之立去病如神。

呬肺气诀

呬呬数多作生涎，胸膈烦满上焦痰，
若有肺病急须呬，用之目下自安然。

呼脾气诀

脾宫属土号太仓，痰病行之胜药方，
泻痢肠鸣并吐水，急调呼字免成殃。

嘻三焦诀

三焦有病急须嘻，古圣留言最上医，
若或通行土壅塞，不因此法又何知。

四季却病歌

春嘘明目木扶肝，夏至呵心火自闲，
秋呬定收金肺润，肾吹惟要坎中安，
三焦嘻却除烦热，四季长呼脾化餐，
切忌出声闻①口耳，其功尤胜保神丹。

---

① 闻：使动用法。

长生一十六字妙诀

一吸便提，气气归脐；一提便咽，水火相见。

上十六字，仙家名曰十六锭金，乃至简至易之妙诀也。无分于在官不妨政事，在俗不妨家务，在士商不妨本业。只于二六时中，略得空闲，及行住坐卧，意一到处，便可行之。

口中先须嗽津三五次，舌搅上下腭，仍以舌抵上腭，满口津生，连津咽下，汩然有声。随于鼻中吸清气一口，以意会及心目寂地，直送至腹脐下一寸三分丹田元海之中，略存一存，谓之一吸；随用下部，轻轻如忍便状，以意力提起，使归脐，连及夹脊双关①、肾门一路提上，直至后顶玉枕关，透入泥丸顶内，其升而上之，亦不觉气之上出，谓之一呼。一呼一吸，谓之一息。炁②既上升，随又似前汩然有声咽下，鼻吸清气，送至丹田，稍存一存。又自下部，如前轻轻提上，与脐相接而上，所谓气气归脐，寿与天齐矣。

凡咽下，口中有液愈妙，无液亦要汩然有声咽之。如是一咽一提，或三五口，或七九，或十二，或二十四口。

---

① 夹脊双关："夹脊"又称"双关"。在背脊骨上十二节之下，下十二节之上。

② 炁：两本皆作"無"，据《遵生八笺》卷九改。

要行即行，要止即止，只要不忘作为正事，不使间断，方为精进。如有疯疾，见效尤速。

久久行之，却病延年，形体变，百疾不作，自然不饥不渴，安健胜常。行之一年，永绝感冒、痞积、逆滞不和、痈疽疮毒等疾。耳目聪明，心力强记，宿疾俱瘳，长生可望。如亲房事，欲泄未泄之时，亦能以此提呼咽吸，运而使之归于元海，把牢春汛，不放龙[①]飞，甚有益处。所谓造化吾手，宇宙吾心，妙莫能述。

---

① 龙：此指精液。苏轼《龙虎铅汞论》："龙，水者也，精也，血也。"

十六段锦法

庄子曰：吹嘘呼吸，吐故纳新，熊经鸟伸，为寿而已矣。此导引之法，养形之秘，彭祖寿考之所由也①。其法自修养家所谈，无虑②数百端，今取其要约切当者十六条，参之诸论，大概备矣。

凡行导引，常以夜半及平旦将起之时，此时气清腹虚，行之益人。先闭目握固③，冥心端坐，叩齿三十六通，即以两手抱项，左右宛转④二十四，以去两胁积聚风邪；复以两手相叉，虚空托天，按项二十四，以除胸膈间邪气；复以两手掩两耳，却以第二指压第三指，弹击脑后二十四，以除风池邪气；复以两手相提，按左膝左捩，按右膝右捩身二十四，以去肝家风邪；复以两手，一向前一向后，如挽五石弓状，以去臂腋积邪；复大坐，展两手扭项，左右反顾，肩膊随转二十四，以去脾家积邪；复两手握固，并拄两肋，摆撼两肩二十四，以去腰肋间风邪；复以两手交槌臂及膊上连腰股各二十四，以去四肢胸臆之

---

① 吹嘘呼吸……所由也：语出《庄子·外篇·刻意》。熊经，古代导引养生之法，状如熊攀树而悬；鸟伸，运动肢体如鸟之伸脚。

② 无虑：大约，总共。

③ 握固：以四指握拇指。

④ 宛转：转动。

邪；复大坐，斜身偏倚，两手齐向上，如排①天状二十四，以去肺间积邪；复大坐，伸脚，以两手向前，低头扳脚十二次，却钩所伸脚，屈在膝上，按摩二十四，以去心胞络邪气；复以两手据地，缩身曲脊，向上十三举，以去心肝中积邪；复起立，据状扳身，向背后视，左右二十四，以去肾间风邪；复起立齐行，两手握固，左足前踏，左手摆向前，右手摆向后，右足前踏，右手摆向前，左手摆向后二十四，去两肩之邪；复以手向背上相捉，低身徐徐宛转二十四，以去两胁之邪；复以足相扭而行前数十步，复高坐伸腿，将两足扭向内，复扭向外各二十四，以去两足及两腿间风邪；复端坐、闭目、握固、冥心，以舌抵上腭，搅取津液满口，漱三十六次，作谷谷声咽之；复闭息，想丹田火自下而上，遍烧身体内外，热蒸乃止。能日行一二遍，久久身轻体健，百病皆除，走及奔马不复疲乏矣。

---

① 排：推。

八段锦导引法

闭目冥心坐 冥心盘跌而坐，握固静思神。叩齿三十六，两手抱昆仑① 又两手向项后，数九息，勿令耳闻，自此以后，出入息，皆不可使耳闻。左右鸣天鼓，二十四度闻 移两手心，掩两耳，先以第二指压中指，弹击脑后，左右各二十四次。微摆撼天柱② 摇头左右顾，肩膊转，随动二十四，先须握固，赤龙搅水津 赤龙者，舌也。以舌搅口齿并左右颊，待津液生而咽。漱津三十六 一云鼓漱，神水满口匀。一口分三咽 所漱津液分作三口，作汩汩声而咽之，龙行虎自奔 液为龙，气为虎。闭气搓手热 以鼻引清③气，闭之少顷，搓手急数，令极热，鼻中徐徐乃放气出。背摩后精门 精门者，腰后外肾也，合手心摩毕，收手握固。尽此一口气 再闭气也，想火烧脐轮 闭口鼻之气，想用心火下烧丹田，觉热极，即用后法。左右辘轳转 俯首摆撼两肩三十六，想火自丹田透双关，入脑户，鼻引清气，闭少顷间，两脚放舒伸 放直两脚。叉手双虚托 叉手相交，向上托空三次或九次，低头攀足频 以两手向前攀脚心十二次，乃收足端坐。以候逆水上 候口中津液生。如未生，再用急搅取水，同前法。再漱再吞津。如此三度毕，神水九次吞 谓再漱三十六，如前，口分三咽，乃为九也。咽下汩汩响，百脉自调

---

① 昆仑：道家语，指头。
② 天柱：道家语，指后颈。
③ 清：原作"青"，据《颐身集》本改。

匀。河车搬运①讫摆肩并身二十四，及再转轳辘二十四次，发火遍烧身想丹田火自下而上，遍烧身体，想时口鼻皆闭气少顷。邪魔不敢近，梦寐不能昏。寒暑不能入，灾病不能迍②。子后午前作，造化合乾坤。循环次第转，八卦是良因。

诀曰：其法于甲子日，夜半子时，起首③行时，口中不得出气，唯鼻中微放清气。每日子后午前，各行一次，或昼夜共行三次，久而自知，蠲除④疾病，渐觉身轻，能勤苦不怠，则仙道不远矣。

① 河车搬运：道家语，指内气周流运转。
② 迍（zhūn）：徘徊，滞留。
③ 起首：开始。
④ 蠲除：清除。

导引却病歌诀

水潮①除后患

平明睡起时，即起端坐，凝神息虑，舌舐上腭，闭口调息，津液自生，渐至满口，分作三次，以意送下。久行之，则五脏之邪火不炎，四肢之气血流畅，诸疾不生，久除后患，老而不衰。

诀曰：

> 津液频生在舌端，寻常漱②咽下丹田，
> 于中畅美无凝滞，百日功灵可驻颜。

起火得长安

子午二时，存想真火自涌泉穴起。先从左足行，上玉枕，过泥丸，降入丹田三遍；次从右足，亦行三遍；复从尾闾起，又行三遍。久久纯熟，则百脉流通，五脏无滞，四肢健而百骸理也。

诀曰：

---

① 水潮：指口中津液。
② 漱：两本皆作"救"，误，据《遵生八笺》卷十改。

阳火①须知自下生，阴符②上降落黄庭③，

周流不息精神固，此是真人大炼形。

梦失封金匮

欲动则火炽，火炽则神疲，神疲则精滑而梦失也。寤寐时调息神思，以左手搓脐二七，右手亦然，复以两手搓胁，摆摇七七④，咽气纳于丹田，握固良久乃止，屈足侧卧，永无走失。

诀曰：

精滑神疲欲火攻，梦中遗失致伤生，

搓摩有诀君须记，绝欲除贪最上乘。

形衰守玉关⑤

百虑感中，万事劳形，所以衰也。返老还童，非金丹⑥不可，然金丹岂易得哉！善摄生者，行住坐卧，一意不散，固守丹田，默运神气，冲透三关⑦，自然生精生气，

---

① 阳火：道家修炼术语。

② 阴符：道家修炼术语。

③ 黄庭：道家修炼术语。大致在脐与两肾之间，没有实体。

④ 七：两本皆误作"夕"，当是重文符号。

⑤ 玉关：下丹田。

⑥ 金丹：道家修炼术语。有内、外丹之说。外丹指用铅、汞等矿石药物在炉鼎中炼制成的丹药，谓服之可长生成仙；内丹指将人体拟作炉鼎，以修炼体内精、气、神，谓可使凝结成丹。此处指内丹。

⑦ 三关：指内丹功法中当内气在督、任脉经上运行时，经过督脉经上的三个部位。

则形可以壮，老可以耐矣。

诀曰：

> 却老扶衰别有方，不须身外觅阴阳，
>
> 玉关谨守常渊默①，气足神全寿更康。

鼓呵②消积聚

有因食而积者，有因气而积者，久则脾胃受伤，医药难治，孰若节饮食，戒嗔怒，不使有积聚为妙。患者当正身闭息，鼓动胸腹，俟其气满，缓缓呵出。如此行五七次，便得通快即止。

诀曰：

> 气滞脾虚食不消，胸中鼓闷最难调，
>
> 徐徐呵鼓潜通泰，疾退身安莫久劳。

兜礼③治伤寒

元气亏弱，腠理不密，则风寒伤感。患者端坐盘足，以两手紧兜外肾④，闭口缄息，存想真气自尾闾升，过夹脊，透泥丸，逐其邪气。低头屈抑如礼拜状。不拘数，以汗出为度，其疾即愈。

诀曰：

---

① 渊默：息心止念。
② 鼓呵：鼓腹呵气。
③ 兜礼：两手兜裹阴囊时，垂头俯身，如若行礼。
④ 外肾：阴囊。

跏趺①端坐向②蒲团，手握阴囊意要专，

运气叩头三五遍，顿令寒疾立时安。

叩齿牙无疾

齿之有疾，乃脾胃之火熏蒸。每侵晨睡醒时，叩齿三十六遍，以舌搅牙龈之上，不论遍数，津液满口，方可咽下。每作三次乃止。凡小解之时，闭口咬牙，解毕方开，永无齿疾。

诀曰：

热极风生齿不宁，侵晨叩漱自惺惺③，

若教运用常无隔，还许④他年老复丁。

升观鬓不班⑤

思虑太过，则神耗气虚血败而班矣。要以子午时，握固端坐，凝神绝念，两眼令光上视泥丸，存想追摄二气，自尾闾间上升，下降返还元海，每行九遍。久则神全，气血充足，发可返黑也。

诀曰：

---

① 跏趺：一种坐姿。两足交叉置于左右股上，称"全跏坐"。或单以左足压在右股上，或单以右足压在左股上，叫"半跏坐"。
② 向：在。
③ 惺惺：清醒。
④ 还许：也许，还可能。
⑤ 班：通"斑"，头发花白。《韩非子·外储说天下》："班白者多以徒行。"

神气冲和①精自全，存无守有养胎仙②，

　心中念虑皆消灭，要学神仙也不难。

运睛除眼翳

伤热伤气，肝虚肾虚，则眼昏生翳，日久不治，盲瞎必矣。每日睡起时，趺坐凝思，塞兑③垂帘④，将双目轮转十四次，紧闭少时，忽然大瞪，行久不替⑤。内障外翳自散，切忌色欲并书细字。

诀曰：

　　喜怒伤神目不明，垂帘塞兑养元精，

　　精生气化神来复，五内阴魔自失惊。

掩耳去头旋

邪风入脑，虚火上攻，则头目昏旋，偏正作痛，久则中风不语，半身不遂，亦由此致。治之须静坐，升身闭息，以两手掩耳，折头⑥五七次，存想元神，逆上泥丸，以逐其邪，自然风邪散去。

诀曰：

---

① 冲和：调和。
② 胎仙：即金丹。
③ 塞兑：闭口。
④ 垂帘：垂下眼帘。
⑤ 替：停止。
⑥ 折头：头向左右侧倒折。

视听无闻意在心，神从髓海逐邪氛，

更兼精气无虚耗，可学蓬莱境上人①。

托踏应轻骨

四肢亦欲得小劳，譬如户枢终不朽。熊鸟演法②，吐纳导引，皆养生之术也。平时双手上托，如举大石，两脚前踏，如履平地。存想神气，依按四时嘘呵二七次，则身轻体健，足耐寒暑。

诀曰：

精气冲和五脏安，四肢完固骨强坚，

虽然不得刀圭饵③，且住人间作地仙。

搓涂自美颜

颜色憔悴，所由心思过度，劳碌不谨。每晨静坐闭目，凝神存养，神气冲澹④，自内达外，以两手搓热，拂面七次，仍以嗽津涂面，搓拂数次。行之半月，则皮肤光润，容颜悦泽⑤，大过寻常矣。

诀曰：

---

① 蓬莱境上人：仙人。蓬莱山，古代传说中的神山名，常泛指仙境。

② 熊鸟演法：即熊经鸟伸，见前文。

③ 刀圭饵：外丹修炼所服丹药。刀圭，量药器具。

④ 冲澹：澹，两本皆作"瞻"，据《遵生八笺》卷十改。冲澹，冲和淡泊。

⑤ 悦泽：光泽亮丽。

寡欲心虚气血盈，自然五脏得和平，

衰颜仗此增光泽，不羡人间五等荣。

闭摩通滞气

气滞则痛，血滞则肿，滞之为患，不可不慎。治之须澄心闭息，以左手摩滞七七遍，右手亦然，复以津涂之。勤行七日，则气血通畅，永无凝滞之患。修养家所谓干沐浴者，即此义也。

诀曰：

荣卫流行不暂休，一才凝滞便堪忧，

谁知闭息能通畅，此外何须别计求。

凝抱固丹田

元神一出便收来，神返身中气自回，如此朝朝并暮暮，自然赤子产真胎，此凝抱之功也。平时静坐，存想元神入于丹田，随意呼吸。旬日丹田完固，百日灵明渐通，不可或作或辍也。

诀曰：

丹田完固气归根，气聚神凝道合真，

久视定须从此始，莫教虚度好光阴。

淡食能多补

五味之于五脏，各有所宜，若食之不节，必至亏损，孰若食淡谨节之为愈也。然此淡，亦非弃绝五味，特言欲五味之冲淡耳。仙翁有云：断盐不是道，饮食无滋味。可见其不绝五味。淡对浓而言，若膏粱①过度之类，如吃素是也。

诀曰：

> 厚味伤人无所知，能甘淡薄是吾师，
>
> 三千功行从兹始，天鉴行藏信有之。

无心得大还

大还之道，圣道也。无心者，常清常静也。人能常清静，天地悉皆归，何圣道之不可传，大还之不可得哉！《清静经》②已备言之矣。修真之士，体而行之，欲造夫清真灵妙之境若反掌耳。

诀曰：

> 有作有为云至要，无声无臭语方奇，
>
> 中秋午夜通消息，明月当空造化基。

---

① 粱：两本均作"梁"，据文义改。

② 清静经：道家养生著作，即《太上老君常说清静经》，作者不详。

却病八则

平坐，以一手握脚指，以一手擦足心赤肉，不计数目，以热为度，即将脚指略略转动，左右两足心更手握擦，倦则少歇。或令人擦之，终不若自擦为佳。此名涌泉穴，能除湿气，固真元。

临卧时坐于床，垂足解衣闭息，舌拄上腭，目视顶门，提缩谷道，两手摩擦两肾腧各一百二十，多多益善，极能生精固阳，治腰痛。

两肩后小穴中，为上元六合之府，常以手捏雷诀①，以大指骨曲，按三九遍；又搓手熨摩两目、颧上及耳根，逆乘发际各三九，能令耳目聪明，夜可细书。

并足壁立向暗处，以左手从项后紧攀右眼，连头用力反顾亮处九遍；右手亦从项后紧攀左眼，扭顾照前。能治双目赤涩火痛，单病则单行。

静坐闭息，纳气猛送下，鼓动胸腹，两手作挽弓状，左右数四，气极满，缓缓呵出五七，通快即止。治四肢烦闷，背急停滞。

覆卧去枕，壁立两足，以鼻纳气四，复以鼻出之四，若气出之极，令微气再入鼻中，勿令鼻知。除身中热及背

---

① 捏雷诀：掐诀手势。

痛之疾。

　　端坐伸腰，举左手仰掌，以右手承右胁，以鼻纳气，自极七息，能除瘀血结气；端坐伸腰，举右手仰掌，以左手承左胁，以鼻纳气，自极七息，能除胃寒食不消。

　　凡经危险之路，庙貌①之间，心有疑忌，以舌拄上腭，咽津一二遍，左手第二第三指按捏两鼻孔中间所隔之际，能遏百邪，仍叩齿七遍。

---

　　① 庙貌：庙宇及神像。

校注后记

　　《修龄要指》，明代养生学著作。多认为冷谦编撰，或疑为托名。冷谦乃修道之人，身世迷离。此书汇集了部分道家养生法，所用丹道、修养术语隐晦难懂。故我们对此书的作者、版本、内容作了考证和梳理。以解其惑。

一、作者

　　《四库全书总目》卷一百四十七："《修龄要指》一卷，编修程晋芳家藏本，旧本题明·冷谦撰。谦，字启敬，嘉兴人，洪武初官太常协律郎，世或传其仙去，无可质验也。此本载曹溶《学海类编》中，所言皆养生调摄之事，如十六段锦、八段锦之类，汇辑成编，疑亦依托。"疑《修龄要指》假托冷谦之名，此可备一说。从内容上看，此书四时调摄、起居调摄部分与《素问》相类，其他如八段锦、延年六字诀、四季却病歌、长生一十六字妙诀、导引却病歌诀等，见于明·高濂的《遵生八笺》和明·周履清的《赤凤髓》。八段锦、六字诀等相关内容可以追溯到晋代葛洪的《神仙传》。说明《修龄要指》是众修养家的经验智慧总结，而非一人所创。冷谦修道有成，当不乏养生经验，我们认为，此书可能是由冷谦汇集道家养生方法，编撰而成，非其原创。

　　冷谦生平不详。明清多种文献中载有其事迹。

《画史会要》卷四："冷谦，字启敬，武陵人，一云嘉兴人，号龙阳子。元中统初与沙门海云游，博学多通，尤邃于易。曾与赵孟頫看唐李思训画，忽发胸臆，效之，山水人物，悉得其法，而傅彩尤加纤细，由此以丹青鸣于时。后遇异人，授以丹诀，隐吴山，至国初百数岁矣。我皇祖闻其善音律，召为协律郎，郊庙乐章多所撰定，后以画鹤之诬，隐瓶仙逝。曾见所画《蓬莱仙奕图》，署名在树孔中，张三丰有题跋。"言冷谦元中统（1260）时人，精通《易》，擅长李思训画法。曾习炼丹之法，隐居吴山修行。至明初被召为协律郎，制作郊庙音乐。后因被诬陷，隐于瓶中仙逝。

冷谦在音律、绘画方面皆有造诣。《千顷堂书目》载："冷谦《太古正音》一卷。"《清河书画舫》卷四载，冷谦有画作《蓬莱仙奕图》。

冷谦修道有成，借异术而隐。《元明事类钞》卷十九"隐瓶"："《献征录》：冷谦为协律郎，有故人贫甚，知谦有异术，求济。谦曰：'吾指汝一所，有赢金二锭可资，但勿过取。'乃于壁间画一门，一鹤守之，令其人敲门，门忽自开，竟恣取以出，而不觉遗其引。他日内库失金，吏获引，执其人，词连及谦，谦将至城门，谓逮者曰：'吾死矣，安得少水以济渴。'守者以瓶汲水与之，谦遽以足入瓶中，其身渐隐，守者遂携瓶至御前，问之，辄于瓶中奏对，上怒，碎其瓶，片片皆应。"冷谦隐瓶仙逝的事迹，见于多种文献，其中明·张丑《清河书画舫》卷四，载冷谦隐瓶一事在明永乐（1403—1424）年间。

据此可知，冷谦字启敬，武陵人，一云嘉兴人，号龙阳子。他在世活动的时间大致在元中统（1260）至明永乐（1424）间，约150多年。擅长《易》、绘画、音律，曾隐居吴山修道，曾任协律郎。

二、版本

《修龄要指》未见单行本传世。目前可见两种版本，分别收于《学海类编》和《颐身集》中。

《学海类编》为清代大型丛书。收书450种，计810卷。清·曹溶辑，陶樾增订。依四部分类法，全书分为经翼、史参、子类、集余四类。现有民国九年（1920）上海涵芬楼影印清道光十一年（1836）安晁氏木活字排印本。四周单边，有界行，版心刻有丛书名、书名、卷名、类名等，单鱼尾，行款半页9行21字。

《颐身集》为清·叶志铣编。其中收有《摄生消息论》一卷，《修龄要指》一卷，《勿药元论》一卷，《寿人经》一卷，《延年九转法》一卷等5种。现有清咸丰二年（1852）广东抚署木刻本。四周单边，有界行，双鱼尾，上下黑口。行款为半页11行20字。

三、内容

《修龄要指》一书包括九部分内容，分别为：四时调摄、起居调摄、延年六字诀、四季却病歌、长生一十六字妙诀、十六段锦、八段锦导引法、导引却病歌、却病八则等。

第一部分四时调摄，与《素问·四气调神大论》相类，结合人体脏腑的生理功能特点，对春、夏、秋、冬四季十二个月的养生、起居调摄予以说明，同时增加了导引调摄的内容。

第二部分起居调摄，此部分内容似为《素问·上古天真论》"食饮有节，起居有常，不妄作劳"做详解，分别讲述睡觉、栉沐、衣服、饮食、劳作、便溺、酒饮、交合等注意事项及规范。

第三部分延年六字诀，讲解呼吸吐纳六字诀呵、呼、呬、吹、嘘、嘻的使用方法。

第四部分四季却病歌，只有八句，按四时脏腑变化行六字导引诀。

第五部分长生一十六字妙诀，讲解道家功法"一吸便提，气气归脐；一提便咽，水火相见"的具体使用方法。

第六部分十六段锦，详解该功法。

第七部分八段锦导引法，详解该功法。

第八部分导引却病歌诀，讲解水潮除后患等十六首歌诀。

第九部分却病八则，讲解八种按摩治病的方法。

概括而言，《修龄要指》的养生方法包括养性和养命两方面内容。

养性方面，道家性命双修，其宗旨是顺应自然、清静无为，此书时有体现。如第一部分四时调摄，乃是顺应四时变化，以天地阴阳五行对应人体五脏六腑。春养肝，夏养心，脾应四季末，秋养肺，冬养肾。养生家认为肝、心、脾、肺、肾分别对应精神层面的仁、礼、信、义、智。顺应自然，调养内脏的同时也在养性。

养生家认为，先天一炁是生命的大药，也是维系生命的能量。息心止虑可以发动先天一炁，故道家养生强调清净无为。如老子所言："致虚极，守静笃。"此书也强调清净，第八部分导引却病歌诀中"无心得大还""水潮除后患""梦失封金匮""升观鬓不班""形衰守玉关"等几首，都有强调静心养生的内容。第七部分八段锦导引法中也有强调冥心静思。

养命方面，此书介绍了很多方法，包括导引、鼓漱、房中等。

导引

导引是一种把吐纳、调息和体操、按摩等运动肢体的动作结合起来的健身术，是道家养命的主要方法。此书介绍的导引法有以下三种：

一是吐纳导引。六字歌诀是此书着力推荐的吐纳导引法，在四时调摄、起居调摄、延年六字诀、四季却病歌等四部分都有介绍。其中延年六字歌诀专门论述六字诀的使用方法，此六字分别导引心、肝、脾、肺、肾、三焦。虽云六字，然念诵时，声带不振动，使气流通过六字的发音部位，用此六字的发音方法进行呼吸吐纳，以疏通六脏。呼吸吐纳已见于《庄子》，六字诀在陶弘景的《养生延命录》中已见。

除六字诀外，此书还介绍了长生一十六字妙诀，此法是心肾相交的一个便捷方法。

二是按摩导引。按摩导引是用一定的身体动作，带动体内真气运行，排出脏腑浊气、废气。此书在四时调摄中，介绍用六字诀调理脏腑的同时，配以身体动作。

三是意念导引。道家善用意念来调整身体气息运转，以达到养生目的。如起火得长安、形衰守玉关、兜礼治伤寒、升观鬓不班。

一般情况下，这三种导引方法相参而用。身、意、气机相合，精神专注，使得身心平衡。

鼓漱

鼓漱是道家养生的基本功，隋唐以后盛行于世，包括叩齿、搅舌、鼓漱和咽唾几个连续过程。《修龄要指》中多次提到鼓漱法，在十六段锦、八段锦导引法和水潮除后患中皆有。

房中

房中宜忌在四时调摄、起居调摄、长生一十六字诀中都有提及。

此书的养生方法简单实用，对摄生调养、疾病预防与康复都有指导意义。其中的六字诀、八段锦、十六段锦等至今仍是国家体育总局推广的健身功法，长生一十六字诀也得到了现代科学的认证。此书的养生理念和方法在历代养生实践中得到印证，值得深入挖掘和进一步推广。

《修龄要指》一书，已有中华书局2011年出版的整理本，这本书在注释、翻译和点评上用功颇多，而校勘上略显粗疏。此次校注，我们为了避免重复，突出自身特点，在校勘和注释上更加精细。为了发现新材料，我们到北京、南京等地图书馆查阅版本资料，同时查阅历代养生著作及现代的相关研究文章。为了搞清《修龄要指》中的气功术语，我们观摩八段锦、六字诀等气功表演，查阅道家养生相关著作，咨询气功养生专家，对相关语词反复考证。然而，养生毕竟是实践功夫，个人感受不同，则理解可能不同，此次校注不可避免有惹人争议之处，贻笑大方，期待指正。

总 书 目

医　　经

内经博议

内经提要

内经精要

医经津渡

素灵微蕴

难经直解

内经评文灵枢

内经评文素问

内经素问校证

灵素节要浅注

素问灵枢类纂约注

清儒《内经》校记五种

勿听子俗解八十一难经

黄帝内经素问详注直讲全集

基础理论

运气商

运气易览

医学寻源

医学阶梯

医学辨正

病机纂要

脏腑性鉴

校注病机赋

内经运气病释

松菊堂医学溯源

脏腑证治图说人镜经

脏腑图书症治要言合璧

伤寒金匮

伤寒考

伤寒大白

伤寒分经

伤寒正宗

伤寒寻源

伤寒折衷

伤寒经注

伤寒指归

伤寒指掌

伤寒选录

伤寒绪论

伤寒源流

伤寒撮要

伤寒缵论

医宗承启

桑韩笔语

伤寒正医录

伤寒全生集

伤寒论证辨

伤寒论纲目

伤寒论直解

I

本　草

药征	识病捷法
药鉴	药性提要
药镜	药征续编
本草汇	药性纂要
本草便	药品化义
法古录	药理近考
食品集	食物本草
上医本草	食鉴本草
山居本草	炮炙全书
长沙药解	分类草药性
本经经释	本经序疏要
本经疏证	本经续疏证
本草分经	本草经解要
本草正义	青囊药性赋
本草汇笺	分部本草妙用
本草汇纂	本草二十四品
本草发明	本草经疏辑要
本草发挥	本草乘雅半偈
本草约言	生草药性备要
本草求原	芷园臆草题药
本草明览	类经证治本草
本草详节	神农本草经赞
本草洞诠	神农本经会通
本草真诠	神农本经校注
本草通玄	药性分类主治
本草集要	艺林汇考饮食篇
本草辑要	本草纲目易知录
本草纂要	汤液本草经雅正
	新刊药性要略大全

III

淑景堂改订注释寒热温平药性赋

IV